AF246208

DU

PANSEMENT OUATÉ

RÉSULTATS OBTENUS

PAR M. ALPHONSE GUÉRIN, A L'HOTEL-DIEU

PENDANT L'ANNÉE 1876

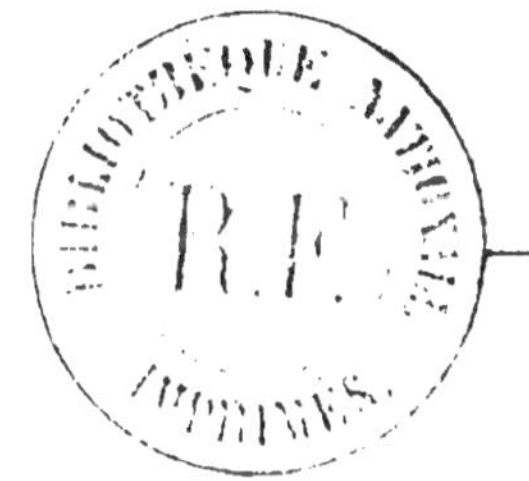

Depuis le jour où M. Alphonse Guérin, heureusement inspiré par les travaux de M. Pasteur et de M. Tyndall a imaginé et mis en pratique le pansement à l'ouate auquel est attaché son nom, les résultats qu'il en avait tout d'abord obtenus n'ont pas depuis lors cessé d'être remarquablement heureux.

Déjà en 1871, notre excellent collègue M. le Dr Hervey avait, dans un mémoire et plus tard dans sa thèse inaugurale indiqué la plupart des avantages du pansement de M. Guérin. Pendant notre année d'internat chez cet excellent maître, nous avons été à même de vérifier chaque jour l'exactitude des appréciations de M. Hervey. La statistique que nous donnons ici résume l'histoire du pansement de M. Guérin pendant l'année 1876.

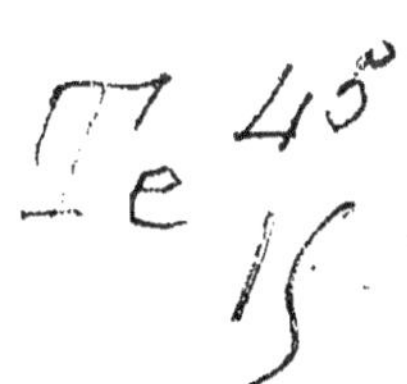

Les nombreux traumatismes que nous avons observés, et qui ont nécessité l'application du pansement ouaté, ont été, sans exception, exempts de la plupart des complications si graves des plaies placées dans les déplorables conditions hygiéniques qu'offraient les salles de l'ancien Hôtel-Dieu. Nous n'avons pas, en effet, observé un seul cas d'érysipèle, un seul cas d'infection purulente, se développant sous le pansement ouaté, bien qu'à diverses époques de l'année des malades soient entrés dans le service, lorsqu'ils étaient atteints déjà d'érysipèle, de pyohémie et qu'ils y soient demeurés un certain temps, pour ainsi dire, en contact avec de nombreux malades porteurs de grands traumatismes; ceux-ci, efficacement protégés par leur pansement à l'ouate, n'ont pas eu à souffrir de ce dangereux voisinage.

Nous n'avons observé chez nos malades ni phlegmons diffus, ni fusées purulentes dans les gaînes tendineuses ; et nous ne pouvons ici manquer d'attribuer un tel résultat à la compression qu'exerce l'appareil. Ce qui ne nous a pas moins frappé a été l'absence ou la suppression de la douleur dès que le pansement était achevé.

Les fractures compliquées, les amputations, les brûlures accidentelles et les cautérisations chirurgicales nous ont souvent fourni l'occasion de faire ces remarques. Si nous joignons à tout ce qui précède l'absence de fièvre que nous avons observée presque constamment et la protection contre les chocs externes qu'assure le pansement de M. Guérin nous aurons indiqué les principaux avantages de ce mode de pansement.

Nous avons divisé les faits qui constituent notre statistique, en plusieurs chapitres relatifs : 1º aux fractures compliquées; 2º aux amputations et désarticulations; 3º aux lésions des séreuses, des synoviales et des tendons; 4º aux plaies simples; 5º aux plaies contuses; 6º aux abcès, chauds simples ou symptomatiques, aux panaris; 7º aux abcès froids dépendant de lésions osseuses ou articulaires chroniques; 8° aux brûlures soit accidentelles soit chirurgicales.

Chapitre Ier. — **Fractures compliquées.**

Observation I. — *Fracture compliquée du 1er métatarsien.* — Philippon Eugène, 22 ans, entré le 19 janvier 1876, salle Saint-Antoine, n° 26. Fracture de la jambe droite au tiers inférieur.

Fracture compliquée du 1er métatarsien du pied droit (plaie à la face plantaire). Luxation en avant du gros orteil correspondant. — Oblitération de la plaie avec du collodion, gouttière simple.

Développement d'un abcès à la plante du pied, communiquant avec le foyer de la fracture. Incision, pansement à l'ouate, le 24 janvier.

Le 16 février, nouvel abcès siégeant à la face dorsale du pied. Un léger mouvement fébrile révèle cette complication. Le pansement est enlevé, l'abcès largement incisé. Nouveau pansement. Guéri le 11 mars.

Observation II. — *Fracture compliquée de la jambe.* — Lois, 32 ans, entré salle Saint-Antoine, n° 32, le 21 mai 1876, à 8 heures du soir.

Fracture du tibia gauche au tiers inférieur, à trois travers de doigt au-dessus de l'articulation tibio-tarsienne, issue du fragment supérieur à travers une plaie étroite, ce fragment est taillé en biseau très-aigu. Ecoulement de sang assez abondant, infiltration sanguine, emphysème au voisinage du foyer de la fracture.

Fracture du péroné au tiers supérieur, réduction de la fracture du tibia, application du pansement de M. Guérin, douleur, fièvre, nulles pendant toute la durée du traitement.

Pansement enlevé le 20 juin, consolidation très-avancée, pas de chevauchement ni de raccourcissement, attitude rectiligne de la jambe, la plaie est cicatrisée à l'exception d'un petit espace large comme une lentille et recouvert de bourgeons charnus. Appareil de Scultet, puis bandage silicaté. Sort guéri le 4 juillet.

Observation III. — *Fracture compliquée du radius.* — X..., 42 ans, entrée à la salle Saint-Maurice, n° 14, le 28 mai 1876. — Fracture du radius, plaie siégeant à la face antérieure de

l'avant-bras, au-dessus du poignet, intéressant tous les tendons des muscles fléchisseurs superficiels et profonds, et allant jusqu'au foyer de la fracture. — Autre plaie superficielle
au niveau de la face antérieure de la partie moyenne de l'avant-
bras. Appareil ouaté, aucun phénomène douloureux, pas de
réaction fébrile.

Le 5 juin, la malade exige qu'on la débarrasse de son pansement et demande son exeat. Bourgeons charnus de niveau
avec les téguments. Le membre est sec, ridé; pas trace d'inflam-
mation tendineuse. — Appareil plâtré, pansement simple, la
malade revue deux mois plus tard. Fracture consolidée, mouvement d'extension des doigts un peu difficile.

OBSERVATION IV. — *Fracture compliquée de la jambe.* —
Chalazy Jean, 41 ans, charretier, entré le 27 septembre 1876
salle Saint-Antoine, n° 34, écrasement de la jambe par le passage d'une roue de voiture pesant 2.000 kil.

Fracture de la jambe immédiatement au-dessous des con-
dyles du tibia. Plaie étroite près de la tête péroniale, par la-
quelle s'échappe un jet de sang noir. Jambe infiltrée, peau lis-
se, tendue, froide, la pédieuse bat, contusion énorme des
téguments répondant au passage de la roue ; épanchement
considérable dans l'articulation du genou. — Le membre est
placé dans une gouttière, tamponnement provisoire de la
plaie.

Le 28, M. Marchand, suppléant M. Guérin, fait appliquer un
appareil plâtré, occlusion de la plaie, vessies de glace sur le
membre ; mortification du tégument contusionné, suppuration
générale du sang infiltré, incision des eschares, pansements
à l'acide phénique, puis au permanganate de potasse, élimina-
tion des eschares achevées le 12 octobre. Le tibia est à nu,
sur une longueur de 4 centimètres, la jambe reste tuméfiée au
point d'égaler le volume de la cuisse.

L'état général, qui s'était soutenu, devient mauvais dès le
18 octobre, et va s'aggravant les jours qui suivent. Menace de
phlegmon diffus de la cuisse.

Le 25, teinte subictérique de la peau, insomnie, anorexie,
petits frissons. Malgré ces conditions défavorables, M. Guérin,
qui avait repris son service depuis le 16 octobre, se décide à
appliquer son pansement. A partir de ce moment, l'état général se relève.

8 *novembre.* On enlève le pansement, membre dégorgé,
bourgeons charnus recouvrant le tibia, commencement de
consolidation.

13 *décembre.* Nouveau pansement. Extraction d'une petite
esquille qui s'est engagée à travers la plaie, voisine de

la tête du péroné, le cal se prolonge manifestement jusqu'à l'articulation, ce qui tendrait à faire admettre que la fracture pénétrait dans l'articulation. D'après les renseignements qui nous ont été fournis, ce malade est parti en convalescence pour Vincennes, au bout de quatre mois.

OBSERVATION V. — *Fracture compliquée, tétanos, mort.* — Féchaud Marie, 40 ans, entrée le 18 octobre 1876, salle Saint-Maurice, n° 12.

Fracture communicative de l'extrémité supérieure du tibia et du péroné droit. Plaie étroite communiquant avec le foyer de la fracture, contusion extrêmement violente de toute la jambe, plaies contuses étendues de la jambe gauche, sans fracture, membre placé d'abord dans des gouttières sous des vessies de glace, puis l'état général devenant mauvais, M. Guérin se décide à se servir de son pansement qui est appliqué le 25 octobre ; l'état général s'améliore, de 40° la temp. tombe à 38° 5.

Le 9 novembre trismus. — tétanos généralisé, mort le 10 novembre.

AUTOPSIE. — Broiement du tibia et du péroné. Le tibia est fracturé en plus de 10 fragments dont quelques-uns pénètrent dans les muscles qui sont gorgés de sang. La partie supérieure du péroné a disparu, réduite en poussière. Fissure allant jusque sous les cartilages articulaires, pas de trace de pyohémie.

OBSERVATION VI. — *Fracture compliquée du bras droit.* — *Plaie de tête.* — Battier, Jacques, 35 ans, maçon, entré le 15 novembre 1876, salle Saint-Antoine, n° 23.

Fracture du bras droit à trois travers de doigts au-dessus de l'articulation du coude, épanchement énorme dans cette articulation, petite plaie au niveau de la fracture donnant issue à un écoulement de sang abondant, mélangé de gouttelettes huileuses. — Plaie contuse du cuir chevelu, allant de la pointe de l'occipital à l'angle antérieur et supérieur du pariétal gauche, cette plaie a 14 centimètres, l'os est dénudé dans une étendue de 2 à 3 centimètres carrés. — Commotion cérébrale violente (le malade est tombé d'un 4° étage), pansements ouatés appliqués : 1° sur le membre supérieur droit ; 2° sur la tête. Ce dernier est enlevé le 24 novembre ; la plaie est presque entièrement cicatrisée. Elle l'est définitivement le 29, quatorze jours après l'entrée du malade.

Le 7 décembre le bras est dépansé. Consolidation avancée, les fragments sont en bonne situation, la plaie laisse encore écouler un peu de liquide sanguinolent, mouvements de l'articulation du coude douloureux, légère arthrite, nouveau pansement.

Le 25 décembre on enlève l'appareil. Plaie cicatrisée, fracture consolidée, écharpe de Mayor. Il n'y a jamais eu de douleur ni de fièvre.

D'après les renseignements fournis par nos successeurs, ce malade est sorti de l'hôpital au mois de mars 1877, ayant entièrement recouvré l'usage de son membre.

OBSERVATION VII. — *Fracture compliquée de la jambe.* — Suruge, Charles, 14 ans, entré le 7 décembre, salle Saint-Antoine. Fracture de la jambe droite, à la partie moyenne, plaie de 5 centimètres, communiquant avec la fracture, appareil ouaté.

Le 31 décembre on enlève le pansement, la plaie est couverte de bourgeons charnus de bel aspect, commencement de consolidation, attitude parfaite du membre. Le malade est sorti guéri vers le mois de février.

OBSERVATION VIII. — *Fracture comminutive de la jambe, compliquée de vastes plaies.* —Billy, 47 ans, entré le 27 décembre 1876, salle Saint-Antoine n° 3, à 9 heures du soir.

Fracture comminutive de la jambe droite (chute d'une énorme pierre de taille), deux plaies étendues ; l'une d'elles à la partie interne et moyenne de la jambe est longue de 20 centimètres et large de 8 centimètres, elle donne issue au fragment supérieur du tibia dénudé dans une étendue de 8 centimètres. Plusieurs esquilles dont une entièrement détachée se trouvent entre les fragments extrêmes, l'autre le long du péroné qui est fracturé en deux points (à sa partie moyenne), membre tuméfié, froid, crépitation emphysémateuse. — Malgré ces épouvantables désordres le pansement ouaté est appliqué.

Dès le lendemain, ce malade était pris de délire et de tremblement alcoolique et succombait trois jours après des suites de son intoxication antérieure sans avoir présenté aucun signe d'infection septicémique.

A l'autopsie, on n'en trouva du reste aucune trace, mais les désordres osseux étaient si considérables, que l'amputation primitive eût été le meilleur mode de traitement sans l'état diathésique du malade.

RÉFLEXIONS. — En résumé, sur les cas de fractures compliquées qu'il nous a été donné d'observer pendant l'année, 6 ont parfaitement guéri, après un temps plus ou moins long ; quant aux deux cas de mort, ils ne nous paraissent pas imputables au pansement ouaté. Dans l'un (obs. V), une complication indépendante de tout mode de pansement : le tétanos, qui est survenu vingt-et-un jours après la blessure, a emporté le malade. Dans l'autre (obs. VIII), la mort a été amenée dès le 4ᵉ jour par le délire alcoolique ; et il est encore bien problable qu'aucun autre pansement n'eût empêché la terminaison fatale. Pour les autres faits nous regrettons que le manque d'espace ne nous permette pas de donner nos observations *in extenso*, on y trouverait des détails intéressants sur la marche de la température, et les divers incidents qui se sont produits jusqu'à la guérison. Nous nous contenterons, en raison des difficultés d'exécution qu'il présente dans ces cas, d'appeler ici l'attention sur la manière dont le pansement ouaté doit être appliqué pour les fractures compliquées des membres.

Après avoir soigneusement lavé le membre avec de l'eau phéniquée au 1/20, on fait maintenir solidement par un aide la racine du membre, tandis qu'un autre se charge d'opérer la réduction et la contention de la fracture. Le chirurgien applique alors l'appareil ouaté, en commençant contrairement à la manière habituelle, par la racine du membre au-dessus de la plaie des parties molles, de façon à l'immobiliser au préalable. Pendant qu'il applique les tours de bande au niveau et au-dessous de la fracture, la main de l'aide est maintenue en place et ne se retire que progressivement, à mesure que l'immobilisation des fragments est assurée par l'application de l'appareil. C'est là une manœuvre assez difficile à exécuter, mais indispensable. Si elle n'est pas faite avec soin, on s'expose à la formation d'un cal vicieux ou difforme. Néanmoins, avec un peu d'habitude, on viendra à bout de cette difficulté, et en somme, dans nos divers cas de fracture, nous avons toujours obtenu une consolidation régulière.

Chapitre II. — **Amputations.**

Observation IX. — *Amputation de la jambe.* — Caron, Théophile, 35 ans, entré le 31 mars 1876, salle Saint-Antoine, n° 16. Tumeur blanche suppurée des articulations du tarse et de l'articulation tibio-tarsienne. — Amputation de la jambe au tiers inférieur. Hémostase très-difficile à obtenir, les moindres artérioles donnent du sang. Sutures. Pansement ouaté. Le lendemain, le pansement est trouvé souillé de sang à sa partie postérieure.

Le pansement est enlevé. Le moignon est tuméfié. Sang accumulé derrière les sutures. On fait une trentaine de ligatures portant sur des vaisseaux presque capillaires, et qui, cependant, donnent du sang. Puis, le pansement est fait de nouveau. Le malade se refuse à prendre toute espèce de nourriture. Il ne veut ni vin ni eau-de-vie. — Nouvelle hémorrhagie le 20 mai. Lipothymie.

21 *mai.* — Le malade meurt subitement dans une syncope. — Il n'a rien pris depuis l'opération.

Autopsie. — Les bords cutanés des lambeaux sont réunis. Cependant la cavité du moignon est pleine de sang. Les artères du moignon ne présentent pas de caillots adhérents à leurs parois. Le foie est remarquablement gras. Rien dans les autres organes.

Observation X. — *Amputation sus-malléolaire.* — J..., Martial, 63 ans, entré en décembre 1875, chez M. Hérard, pour une phthisie pulmonaire. — Alcoolique. — Tumeur blanche du pied. Fistules. Amputation sus-malléolaire le 25 avril. Le lambeau plantaire interne est taillé au milieu même d'une vaste collection purulente occupant la partie interne du pied. La face profonde de ce lambeau est recouverte d'une membrane pyogénique très-épaisse. Suture. Pansement de M. Guérin. Jusqu'au 4 mai, aucun accident. Du 4 au 13 mai, léger mouvement fébrile. Le pansement est enlevé le 13 mai. Réunion *par première intention*, non-seulement des bords de la plaie mais de toute la surface des parties. Il existe seulement dans l'épaisseur du lambeau un petit abcès circonscrit qui ne communique pas avec les surfaces osseuses.

En juillet, il se forme un travail d'ostéite aux extrémités

du tibia et du péroné. Fistules. Cependant, l'état général est bien meilleur qu'avant l'opération. Mais en octobre l'affection pulmonaire, un moment enrayée, reprend sa marche. — Mort le 7 novembre.

AUTOPSIE. — *Moignon.* — La surface de section osseuse est recouverte d'un tissu fibroïde, blanchâtre, très-adhérent à la cicatrice cutanée. Ostéite raréfiante des os dans le tiers inférieur de la jambe. On les coupe facilement avec le scalpel. — Les fistules conduisent sur la face interne du tibia. — Pas d'infiltration purulente dans les gaînes tendineuses. — Poumons. Cavernes considérables. Foie gras.

OBSERVATION X. — *Désarticulation scapulo-humérale.* — Novaro, Secundino, 27 ans, entre le 27 mai, salle Saint-Antoine, n° 24.

Blessé dans une collision de chemin de fer, à Dôle (Jura), quatre jours avant son arrivée à l'hôpital. Fracture comminutive du coude droit avec plaie de 6 centimètres. Le membre est tout entier le siége d'un gonflement énorme. Plaque de gangrène tout le long du bras. *Désarticulation* de l'épaule le 27, à 10 heures du matin. Les muscles sont mortifiés, aussi M. Guérin se contente de prendre la peau pour faire des lambeaux. On ne cherche pas la réunion par première intention, en raison du peu de vitalité des tissus. — Pansement ouaté. Le pansement est renouvelé tous les vingt-cinq à trente jours.—Cicatrisation complète le 4 août. Exeat le 10.

OBSERVATION XII. — *Amputation accidentelle de l'extrémité de la phalange unguéale de l'index droit.* — Clément, Félix, 13 ans, entre le 24 novembre, salle Saint-Antoine. Section nette de l'extrémité de la phalange unguéale de l'index droit. Pansement ouaté. Guérison sans accident. — Exeat le 26 décembre.

OBSERVATION XIII.—*Section de la première phalange de l'index gauche.* —Bourdet, 21 ans, salle Saint-Antoine, 17. Entré le 4 octobre. Pansement de M. Guérin. Guéri le 10 novembre. Sans accident.

Il est regrettable que notre statistique de l'année 1876 porte sur un nombre aussi restreint de grandes opérations chirurgicales; mais celle que M. Guérin a présentée à l'Académie de médecine, tout récemment, y supplée, en fournissant les chiffres des quatre dernières années. En somme,

sur les quatre malades, qui ont subi une amputation sé-
rieuse, trois seulement ont été pansés par la méthode de
M. Guérin. Le quatrième, qui n'est point relaté dans notre
statistique, a été opéré par M. Gillette, en l'absence de ce
dernier, et pansé de la manière habituelle; il est mort le
quatrième jour. Des trois autres malades, le premier (Observ. 9) est mort d'hémorrhagies secondaires répétées qu'il
est impossible de mettre au passif du pansement ouaté ; le
deuxième (Observ. 10) a guéri de son amputation, malgré
les conditions générales déplorables où il se trouvait et,
s'il est mort, c'est *huit mois* après, des progrès de la phthisie
pulmonaire. Le troisième (Observ. 11) a guéri, bien qu'ayant
été amputé quatre jours après l'accident et en pleine fièvre
traumatique. — Les deux derniers faits (Observ. 12 et 13)
ont moins d'importance.

CHAPITRE III. — Lésions des membranes séreuses.

OBSERVATION XIV.— *Ouverture des gaînes tendineuses du médius et de l'index.* — X..., 44 ans, entré le 3 décembre 1875, à
la salle Saint-Antoine, n° 29.

Plaie contuse du médius gauche ayant largement ouvert les
gaînes des tendons fléchisseurs de ce doigt. *Plaie de l'index*
intéressant les gaînes des fléchisseurs et des extenseurs.

Fracture de la première phalange de l'index sans communi-
cation avec l'air extérieur. Premier pansement le 3 décembre.
Douleur, fièvre, nulles. Etat général excellent.

10 janvier. — Les plaies sont presque cicatrisées. Pas trace
de fusées purulentes dans les gaînes. Le membre est sec. —
Exeat le 20 janvier. Le jeu des tendons est libre. Roideur articulaire légère.

OBSERVATION XV. — *Section du tendon des fléchisseurs.* —
(V. Obs. III.)

OBSERVATION XVI. — *Section des tendons fléchisseurs superficiels.* — Homme de 30 ans, entre le 6 août, salle Saint-
Antoine, n° 30.

Plaie contuse produite par un tesson de bouteille, au niveau
de la partie inférieure de la région antérieure de l'avant-bras

droit. — Section des tendons fléchisseurs superficiels de l'annulaire et du médius. Plaie de l'artère cubitale. Ligature de la cubitale dans la plaie. — Pansement ouaté, qui n'est enlevé que le 27 septembre. Aucune fusée purulente. Le bras et l'avant-bras sont secs, ridés. — Plaie presque entièrement cicatrisée. Mouvements des doigts un peu gênés seulement. Diachylon. — *Exeat* le 29 septembre.

OBSERVATION XVII.— *Section presque complète du tendon du triceps.*— Homme de 50 ans, entré le 28 juin 1876, salle Saint-Antoine, n° 30. Plaie contuse sus-olécrânienne. Section presque complète du tendon du triceps brachial au-dessus de l'olécrâne. En outre, fracture de côtes. Pansement de M. Guérin. — Guérison le 4 août.

OBSERVATION XVIII. — *Corps étranger articulaire. — Extraction.*— F..., Alexandre, 35 ans, entre le 29 décembre 1876, salle Saint-Antoine, n° 11.

Corps étranger de l'articulation tibio-fémorale gauche. Extraction faite le lendemain, en un seul temps, à travers une incision de 2 centimètres. Pansement ouaté. Réunion par première intention des tissus péri-articulaires. Sous la peau il se forme une petite collection qui retarde un peu la réunion des lèvres de l'incision cutanée. *Exeat* dans le courant de janvier.

Nous avons été tout particulièrement à même de constater les excellents effets du pansement de M. Guérin dans le cas qui fait l'objet de l'observation suivante.

OBSERVATION XIX. — *Brûlure ayant ouvert l'articulation tibio-fémorale droite.* — X..., peintre, 61 ans, entre le 14 avril, salle Saint-Antoine, n° 7.

Brûlure remontant à trois semaines, région sus-rotulienne. A son entrée, on constate que l'articulation est ouverte par suite de la chute de l'eschare. *Frisson* le jour de l'entrée, fièvre, teinte subictérique. Pansement ouaté.

A partir de ce moment, état excellent. Appareil enlevé le 18 mai; la plaie répondant à l'ouverture de la synoviale est cicatrisée. Bourgeons charnus au niveau de la plaie cutanée. — Pansement simple (diachylon).

12 *juillet.* — *Exeat* sur sa demande. Les mouvements de l'articulation sont limités. La synoviale est épaissie,

Chapitre IV. — **Plaies simples.**

Observation XX.—*Hernie étranglée.*—*Kélotomie.*—Elise P.., salle Saint-Maurice, n° 24, entre le 22 novembre 1876. Hernie étranglée. Ouverture du sac. — Réduction. Pansement ouaté renouvelé 3 fois. — Guérison. — *Exeat* le 12 décembre.

Observation XXI. — *Hernie crurale étranglée. — Ouverture du sac. — Mort.* — Femme de 54 ans, entrée le 3 mars, salle Saint-Maurice, n° 34.

Hernie crurale étranglée, depuis huit jours. Algidité profonde. Ouverture du sac. L'intestin paraît sain.—Réduction.—Pansement.— Mort par perforations intestinales et péritonite généralisée quelques heures après l'opération.

Observation XXII. — *Hernie étranglée. — Opération. — Réduction sans ouverture du sac.* — Marie M..., 72 ans, entre le 5 avril, salle Saint-Maurice.

Opération le 6, sans ouverture du sac. Suture. Pansement de M. Guérin. Le 11 avril le pansement est enlevé. Réunion par première intention dans presque toute l'étendue de la plaie. Sort guérie le 8 mai.

Observation XXIII.— X..., 25 ans, entre le 16 avril. Plaie par instrument tranchant, siégeant à la partie antérieure du bras.

Cette plaie, longue de 6 centimètres, n'intéresse que la peau et le tissu cellulaire. Pansement de M. Guérin. — Guérison le 3 mai.

Observation XXIV.—X..., 23 ans, salle Saint-Antoine, n° 23, entre le 23 avril. Plaie superficielle, mais étendue de la face dorsale de la main droite. Pansement de M. Guérin. Sorti guéri le 8 septembre.

Observation XXV.— *Onyxis.* — D..., Charles, 25 ans, entre le 26 janvier 1876, salle Saint-Antoine, n° 14. Onyxis latéral interne du gros orteil gauche. Opération pratiquée le 2 février par le procédé de Théophile Anger. Pansement ouaté. Fièvre et douleurs nulles. Celui-ci est enlevé au bout de huit jours. Réunion par première intention. *Exeat* le 17 février.

CHAPITRE V. — **Plaies contuses.**

OBSERVATION XXVI. — X..., 20 ans, salle Saint-Antoine, n° 19, entre le 19 juillet. Ecrasement du gros orteil droit. Pansement ouaté. Guérison le 12 septembre.

OBSERVATION XXVII.—X..., Charles, 6 ans, entre salle Saint-Maurice, n° 18, le 24 mai. Plaie contuse au niveau de la paume de la main droite (roue de camion), fracture de plusieurs métacarpiens. Pansement ouaté. Guérison le 25 juin. Pas d'accidents.

OBSERVATION XXVIII.—Ch..., 36 ans, salle Saint-Antoine,17: plaie contuse du gros orteil, qui est luxé, et dont la phalange unguéale se voit à travers la plaie. Pansement de M. Guérin. Guérison le 29 juin. (La phalange unguéale s'est mortifiée.)

OBSERVATION XXIX.—X..., 12 ans, salle Saint-Antoine, n° 22, entre le 20 novembre. Section contuse de l'extrémité unguéale de l'index. Pansement de M. Guérin. Guérison, sans accident, le 15 décembre.

OBSERVATION XXX. — *Ecrasement de la phalange unguéale de l'index droit.* — X..., 17 ans, entré le 8 mars 1876, salle Saint-Antoine, n° 8. Ecrasement de la phalange unguéale de l'index droit. Pansement de M. Guérin. Pas d'accidents. Guéri le 19 avril.

OBSERVATION XXXI. — *Plaie contuse* des doigts. — X..., 16 ans, entre le 10 mars, salle Saint-Antoine, n° 25. Plaies contuses du médius et de l'annulaire gauches..Pansement de M. Guérin. Guérison le 20 avril.

OBSERVATION XXXII. — X..., 40 ans, entre le 2 août, salle Saint-Antoine,27. Plaie très-contuse de l'éminence hypothénar de la main gauche et écrasement du petit doigt. Premier pansement le 2 août. Enlevé le 31 août. Le petit doigt n'est pas encore guéri. Deuxième pansement. Guérison le 22 septembre.

OBSERVATION XXXIII. — X..., âgé de 18 ans, salle Saint-Antoine, 23, entre le 5 juillet. Ecrasement de l'index; broiement complet de la phalange unguéale. Pansement ouaté. Guérison avec perte de la phalange unguéale le 16 septembre.

OBSERVATION XXXIV. — X..., 47 ans, salle Saint-Antoine, 27. Plaie contuse de l'annulaire droit. Pansement ouaté. Guérison sans accident.

OBSERVATION XXXV.— Jeune homme de 15 ans, salle Saint-Antoine, 27, entre le 10 janvier. Plaie contuse du gros orteil. Pansement. Guérison le 4 février.

OBSERVATION XXXVI. — H..., 64 ans, salle Saint-Antoine, n° 25, entre le 17 juin. Plaie contuse du deuxième orteil droit. Pansement ouaté. Pas d'accidents. Guérison le 17 juillet.

Plaies du cuir chevelu.

OBSERVATION XXXVII. — Deffez, Joseph, 17 ans, entre le 19 janvier, salle Saint-Antoine, n° 10. Plaie contuse de la région fronto-pariétale, longue de 8 centim. Décollement étendu sans dénudation de l'os. Hémorrhagie assez abondante, dont on vient à bout par la compression. Pansement de M. Guérin. Aucun accident; état général excellent.

15 *février*. Le pansement est enlevé; cicatrisation complète. *Exeat* le 17 février.

OBSERVATION XXXVIII. — Valentin, 71 ans, entre le 23 février, salle Saint-Antoine, n° 13. Plaie de la région occipitale, longue de 5 cent., en forme de croissant. Os dénudé dans une large étendue. Pansement de M. Guérin. Guérison sans aucun accident, le 24 mars.

OBSERVATION XXXIX. — Fontaine, Louise, 7 ans, entre le 8 mars, salle Saint-Maurice, n° 34. Plaie (produite par le passage d'une roue de voiture) longue de 20 cent., avec décollement du cuir chevelu, intéressant le quart de la surface du crâne, suivant la moitié antérieure de la suture sagittale et une ligne allant de la racine du nez à l'oreille. Dénudation de l'os frontal dans une grande étendue. Le nerf orbitaire est étalé sur la paupière supérieure divisée. Suture. Pansement de M. Guérin.

25 *mars*. Le pansement est enlevé. Réunion, par première intention, des bords de la plaie. Cuir chevelu entièrement

recollé. La plaie de la paupière est recouverte de bourgeons charnus.

25 *avril. Exeat.* Guérison complète. Léger degré de coloboma de la paupière.

OBSERVATION XL. — Breuze, Marie, 58 ans, entre à la salle Saint-Maurice le 24 mars 1876. Renversée par un omnibus. Contusions multiples. Plaie contuse du cuir chevelu au niveau des régions frontale et temporale gauches, ainsi qu'au niveau de la paupière et de la joue. Les téguments de la région temporale ont perdu toute sensibilité. Dix points de suture. Pansement ouaté.

28 *mars.* Le pansement est enlevé à cause des douleurs ressenties dans la région temporale. Fièvre. Réunion, par première intention, des bords du lambeau, quoique le lambeau temporal soit sphacélé et recouvre une collection purulente. Celle-ci est incisée. Nouveau pansement.

3 *mai.* L'escharre est tombée; bourgeons charnus recouvrant la plaie qui en résulte. *Exeat*, guéri le 10 mai.

OBSERVATION XLI.—Geursty, Jean, 33 ans, entre le 5 avril, salle Saint-Antoine, n° 6. Plaie contuse de la région occipitale, avec dénudation de l'os sur une étendue de 4 centimètres. La plaie cutanée a découpé un lambeau assez régulièrement circulaire de 6 centimètres de diamètre. Pansement de M. Guérin. Aucun accident. Guérison. *Exeat* le 26 avril.

OBSERVATION XLII. — Abraham, âgé de 43 ans, entre le 14 avril, salle Saint-Antoine, n° 8. Plaie contuse de 15 cent., allant de la racine des cheveux au sommet de la tête. En arrière, décollement du péricrâne sur une surface égale à 1 franc. Suture. Pansement de M. Guérin.

3 *mai.* La plaie est guérie sans aucun accident. *Exeat.*

OBSERVATION XLIII.— G..., Elisa, salle Saint-Maurice, n° 14, entre le 19 avril. Plaie très-contuse du cuir chevelu, longue de 4 à 5 cent. Les bords sont largement décollés. Cinq points de suture. Pansement de M. Guérin. — 3 *mai. Exeat.* Guérison sans aucun accident.

OBSERVATION XLIV. — Thiébaut, Victor, 32 ans, entre le 19 avril, salle Saint-Antoine, n° 25. Plaie de tête assez légère de la région pariétale. Pansement de M. Guérin. *Exeat.* Guéri le 26 avril.

Observation XLV. — Cham..., Jacques, 24 ans, salle Saint-Antoine, entre le 10 avril. Plaie de tête n'intéressant que le tégument cutané; a, en outre, une fracture de la clavicule. Pansement ouaté sur la tête. Guérison sans accident en quinze jours. *Exeat* le 16 juin.

Observation XLVI. — Pric..., Louis, 48 ans, entre le 28 juin, salle Saint-Antoine, n° 10. Plaie contuse du cuir chevelu, longue de 8 centimètres au niveau de la région temporo-pariétale droite. Dénudation de l'os sur une étendue équivalente à la dimension d'une pièce de cinq francs. Le périoste a été enlevé à ce niveau. Le lambeau cutané est largement décollé. Un point de suture. Pansement de M. Guérin.

19 *juillet*. On enlève le pansement. Réunion complète par première intention. *Exeat* le 4 août.

Observation XLVII. — X..., 16 ans, salle Saint-Antoine, n° 1, entre le 26 juillet. Plaie de tête à bords très-contus. Large décollement. Pas de dénudation osseuse. Pansement ouaté. Aucun accident. Sort guéri le 25 août.

Observation XLVIII. — F..., 30 ans, salle Saint-Maurice, n° 19, entre le 23 octobre. Plaie de tête de 5 centimètres de longueur avec lambeau décollé. Pansement de M. Guérin. Sortie quelques jours après, sur sa demande.

Observation XLIX. — Battiez. (V. obs. VI, des fractures compliquées.)

Observation L. — Cozette, 58 ans, apporté le 1er décembre, salle Saint-Antoine, n° 17. Coma. Plaie de tête longue de 6 centimètres, à bords très-contus et décollés. Pansement ouaté. Le lendemain, délire, contracture des membres. Le 4 décembre, tout se calme. Sort guéri le 27 décembre.

Chapitre VI. — Abcès chauds. — Panaris.

Observation LI. — Decham. Marie, 38 ans. Salle Saint-Maurice, n° 4, entrée le 25 février. Panaris du médius droit, avec menace de fusées purulentes. Incision. Pansement de M. Guérin. Guérison sans accidents le 3 avril.

OBSERVATION LII.— H..., 30 ans, salle Saint-Antoine, n° 15, entré le 5 juillet. *Panaris* profond. Incision. Pansement ouaté — Guérison sans accident. — *Exeat* le 24 juillet.

OBSERVATION LIII. — *Panaris profond.* — Poirron Charles, Saint-Antoine, n° 20. Entré le 5 juillet. Panaris profond du médius droit. Incision. Pansement de M. Guérin. Guéri sans accident le 24 juillet.

OBSERVATION LIV. — *Panaris de la gaîne. — Index droit. — Exfoliation du tendon.— Fusées purulentes.— Pansement.— Guérison.* — Prud..., 55 ans, entré le 17 novembre, salle Saint-Maurice, n° 11. — Panaris ayant débuté il y a quinze jours. Fusées purulentes vers la paume de la main et la face dorsale. — Fistules nombreuses. Tendon mortifié. Cataplasme.

L'état général s'aggravant et les douleurs étant très-vives, M. Guérin applique le 22 novembre son pansement. Cessation de la douleur. Etat général meilleur. Guérison le 24 décembre. Le doigt est atteint de roideur par suite de l'exfoliation du tendon extenseur.

OBSERVATION LV. — *Panaris profond de la phalange unguéale de l'index gauche.*— X..., 30 ans, entré salle Saint-Maurice n° 15, le 14 janvier.— Début 15 jours. Phalange nécrosée. Celle-ci est enlevée : pansement qui reste en place jusqu'au 17 février. Guérison sans accident.

CHAPITRE VII. — Abcès froids. — Lésions osseuses et articulaires chroniques.

OBSERVATION LVI. — *Arthrites suppurées.* — G... Joseph, 42 ans, entré le 22 mars, salle Saint-Antoine n° 18. — Arthrite suppurée de l'épaule, du genou, — phlegmon diffus du membre supérieur droit et du membre inférieur gauche. Fusées purulentes, décollement énorme, emphysème sous-cutané étendu. Etat général des plus graves, tenant à l'infection purulente, ou à une septicémie avancée. Le pansement ouaté est cependant appliqué, après que l'on a donné issue au pus des collections les plus vastes. — Mort le 25 mars.

AUTOPSIE. — Nécrose totale de l'humérus droit, du fémur et du tibia gauche. Les articulations de l'épaule droite et du genou gauche sont désorganisées. Pas d'abcès métastatiques.

Observation LVII. — *Carie des 1re et 2e côtes droites.* — N... Jules, 74 ans, entré le 4 avril, salle Saint-Antoine. — Abcès froid volumineux de la région thoracique dépendant d'une lésion costale. Malade scrofuleux, très-profondément cachectique. Ouverture de l'abcès. Pansement ouaté. — Mort le 28 avril par épuisement.

Autopsie. — Carie des 1re et 2e côtes droites, avec fracture de la première. — Vaste collection purulente occupant le tissu cellulaire rétro-sternal. Pas de tubercules, pas d'abcès métastatiques.

Observation LVIII. — *Coxalgie suppurée.* — *Mort.* — Evrard Pauchin, 23 ans, entré salle Saint-Maurice, n° 9, le 13 juin 1876. Cachexie profonde. Lésions pulmonaires. Coxalgie ancienne du côté droit. Abcès chaud volumineux au niveau de la région trochantérienne.

5 *juillet.* Incision de l'abcès. Dénudation étendue du fémur. Pansement ouaté. Notable amélioration de l'état général, se maintenant jusqu'au 15 août. Puis affaissement rapide. Mort le 22 *août*, sans fièvre ni frisson et avec conservation de l'appétit jusqu'au dernier moment.

Autopsie. — Ostéite suppurée du tiers supérieur du fémur, de l'os iliaque. Destruction de l'articulation coxo fémorale. Infiltration tuberculeuse des poumons. Pas de lésion de pyohémie.

Observation LIX. — *Tumeur blanche de l'articulation médio-tarsienne.* — *Abcès circonvoisin.* — V... Eugénie, entré le 10 novembre 1876, salle Saint-Maurice n° 13.

Tumeur blanche de l'articulation médio-tarsienne droite. Abcès froid circonvoisin très-volumineux. Ponction de l'abcès. Appareil ouaté.

Le pus se reproduit. Nouvelle ponction; mais l'élève, chargé de faire l'aspiration du liquide, injecte de l'air dans l'abcès. Large incision, l'abcès communique avec l'articulation médio-tarsienne. Pansement ouaté. — Aucun accident. — Le 31 décembre l'état général était excellent.

Observation LX. — *Carie costale.* — *Abcès froid.* — R..., Joseph, 44 ans, cocher, entré salle Saint-Antoine n° 13, le 22 novembre 1876. Abcès froid de la partie latérale gauche du thorax. Incision le 23 novembre. Une côte est dénudée sur une petite étendue. Pansement ouaté. Renouvelé le 6 décembre. — *Exeat* guéri le 29 décembre.

OBSERVATION LXI.—*Ostéite du fémur.—Abcès sous-périostique.*
— X... entré vers le 15 septembre 1876, salle Saint-Antoine
n° 8. —Vaste collection profonde à la face externe de la cuisse
droite. Incision. Injections de permanganate de potasse. Fis-
tule.—Nouveaux abcès au voisinage du grand trochanter, incision. Pansement ouaté, fréquemment renouvelé à cause de la
difficulté de bien appliquer l'appareil au voisinage de la racine du membre. Guéri le 15 avril sans accident.

CHAPITRE VIII. — **Brûlures.**

OBSERVATION LXII. — X... 20 ans, entré le 11 janvier,
salle Saint-Antoine n° 31.

Brûlure au 1er et 2° degré étendue à toute la face et aux
deux membres supérieurs. Pansement de M. Guérin.

15 *février*. Cicatrisation presque complète sauf à la main
droite. Pansement ouaté de la main. — 28 *février*. Guérison.

OBSERVATION LXIII.— X..., 17 ans, salle Saint-Maurice n° 14,
entré le 11 janvier.

Brûlure au 2° degré des deux mains, au 1er et 2e degré des
reins, au 2e et 3° degré de la région sous-hyoïdienne, des
joues, des oreilles, du nez. —Pansement de M. Guérin. —
Guérison le 12 février sans cicatrice vicieuse.

OBSERVATION LXIV.—X..., 45 ans, salle Saint-Maurice n° 20,
entré le 28 avril. Brûlure au 2e degré, étendue à presque tout
le bras gauche. Pansement de M. Guérin. Accidents nuls.
Sorti guéri le 11 mai.

OBSERVATION LXV.—H..., 40 ans, salle Saint-Antoine n° 26,
entré le 19 juillet. Brûlure au 3° degré étendue à la plus
grande partie de la jambe gauche. Pansement ouaté, renouvelé tous les vingt jours.— Le 26 septembre greffes épidermi-
ques. Diachylon. Guérison le 3 octobre.

OBSERVATION LXVI. — B... Georges, 34 ans. Brûlure au 2e
degré étendue à toute la surface du corps. Pansement ouaté.
Mort de pneumonie le 16 mai.

OBSERVATION LXVII. — Lefebvre, 43 ans, salle Saint-Maurice, entré le 18 décembre 1876. Brûlure étendue du pied

gauche 3e degré. La brûlure date de huit jours. Pansement ouaté. — Guérison, fin de janvier 1877.

OBSERVATION LXVIII.— 9 cas de cautérisation au fer rouge, pour des affections articulaires chroniques. Aucun accident.

RÉFLEXIONS. — Ainsi qu'on le voit, notre statistique porte sur un total de 78 observations, dans lesquelles l'appareil ouaté a été appliqué dans toute sa rigueur et selon les préceptes formulés par M. Guérin. Il est important de spécifier que ce mode de pansement n'a pas été employé d'une façon exclusive dans le service de notre éminent maître et qu'il n'a été appliqué qu'aux cas un peu sérieux tandis que les cas légers étaient traités par les topiques habituels. Assurément, la nécessité de l'appareil ouaté ne s'imposait pas toujours d'une manière absolue, étant donné l'état sanitaire excellent de nos salles : mais on comprend que M. Guérin ait tenu à en généraliser l'emploi, afin de bien mettre en lumière les avantages que l'on pouvait retirer de son application dans les divers cas chirurgicaux.

Ces avantages pour nous ont été frappants et nous ont décidé à diviser notre travail en huit chapitres, réunissant les cas similaires et permettant de mettre en relief les particularités propres à chacun d'eux. Nous tenons, à la fin de cette étude, à signaler d'une façon générale, les avantages et inconvénients du pansement ouaté dans chacune de nos classes de traumatismes.

Nous n'insisterons guère sur les amputations dont nous n'avons pu recueillir dans le service de M. Guérin qu'un nombre restreint d'observations et dont on peut analyser les résultats dans tous les hôpitaux de Paris. Mais nous croyons devoir signaler la pratique actuelle de notre maître, relativement à la réunion par première intention des lambeaux. D'une façon générale, avant d'appliquer l'ouate et les bandes, il réunit par des sutures métalliques les deux bords de la plaie, en laissant aux deux extrémités un orifice permettant l'écoulement des liquides. Les fils à ligature réunis en faisceaux servent de conducteurs, de drain, en quelque sorte, mais nous croyons qu'il y aurait avantage à les remplacer par un tube à drainage véritable et à pratiquer les ligatures avec du *catgut*. Dans certains cas, au contraire, lorsqu'on craint des hémorrhagies ou que l'on ampute en plein foyer traumatique, au milieu des tissus contusionnés, il vaut mieux ne pas tenter la réunion et faire le pansement suivant l'ancienne méthode c'est-à-dire en bourrant d'ouate la plaie que l'on laisse largement entre-bâillée.

Le seul inconvénient sérieux que nous reconnaissions au pansement ouaté, appliqué aux amputations, c'est la possibilité d'hémorrhagies, dont on n'est prévenu que lorsque tout l'appareil est traversé. Mais il faut dire que le sang se montre très-rapidement au dehors et avant qu'une grande quantité en ait été perdue. Il faut, dans ce cas, défaire le pansement et, après ablation des sutures, le refaire suivant la méthode ancienne indiquée ci-dessus.

Pour les lésions des séreuses, et notamment des séreuses articulaires, les avantages du pansement ouaté sont encore des plus remarquables, et un esprit prévenu seul pourrait les nier. Nous n'en voulons pour preuves que les deux faits d'ouverture du genou, que nous avons relatés plus haut. Dans l'un des cas (Obs. XVIII), il s'agissait d'un corps étranger articulaire dont M. Guérin a pratiqué l'ablation à ciel ouvert, ce qui n'a donné lieu à aucun accident. L'autre (Obs. XIX) se rapporte à un homme ayant eu une brûlure des téguments du genou et, à la chute des eschares, une ouverture de l'article. Il a guéri, conservant un peu sa roideur articulaire.

Pour les fractures compliquées, l'accord n'est plus aussi unanime, même parmi les partisans habituels du pansement ouaté ; et bon nombre le repoussent, qui l'emploient dans les amputations et les plaies articulaires. On lui reproche surtout dans ces cas la difficulté d'application de l'appareil, la difficulté de la contention et de la surveillance ; mais nous croyons, qu'avec un peu d'habitude, on arrivera facilement à appliquer l'ouate et les bandes, ainsi que nous l'avons recommandé plus haut et l'on pourra être certain que les fragments sont en place. On aura ainsi fait bénéficier son malade des avantages du pansement ouaté, à savoir: la suppression rapide de la douleur, l'égalité de compression et de température et surtout une immobilité absolue et la protection contre tous les chocs extérieurs.

Une fois la période des accidents graves passée, on pourra renoncer à l'appareil ouaté et surveiller, à ciel ouvert, et dans un appareil inamovible, la consolidation du membre fracturé.

Pour ce qui concerne les plaies simples, peu étendues, la nécessité de l'appareil ouaté ne nous paraît pas aussi absolue que dans les cas précédents, et nous ne l'adopterions que par crainte de l'intoxication chirurgicale dans le cours d'épidémie, d'érysipèle, d'infection purulente, etc.

Mais il n'en est pas de même des plaies contuses et notamment de celles des doigts et de celles du cuir chevelu où le pansement de M. Guérin rend les plus éminents services, prévient, sinon le tétanos, du moins, à coup sûr, l'érysipèle, la pyohémie et rend extrêmement rares les fusées purulentes.

C'est ainsi que, dans les 14 plaies de tête que nous avons recueillies, il nous a été donné de ne constater aucun des accidents si habituels qui traversent leur guérison, et même à plusieurs reprises, nous avons obtenu une réunion par première intention, malgré une dénudation étendue des os du crâne.

Quant aux lésions osseuses et articulaires chroniques, il est évident que le pansement ouaté n'a pas la prétention de les guérir ; mais nous croyons que l'on peut en obtenir de bons résultats, lorsqu'à défaut d'une intervention chirurgicale, active, l'on veut empêcher les phénomènes de putridité, qui ne tardent pas à se produire au fond des trajets purulents et des clapiers ossifluents. Pour ne citer qu'un exémple, nous avons toujours présent à la mémoire un h omme de 74 ans, que M. Guérin n'a pas voulu amputer à cause de son grand âge et qu'il a maintenu pendant un an sous l'ouate avec une arthrite tibio-tarsienne suppurée. Cet homme a fini par mourir, il est vrai, mais sans présenter de phénomènes bien accusés de septicémie.

Les brûlures ne nous arrêteront pas longtemps, et cependant nous tenons à signaler la disparition rapide de la douleur qui suit l'application du pansement et surtout la suppuration peu abondante et l'absence de complications infectieuses que l'on constate dans ces cas.

Nous y joindrons un autre avantage, que nous avions déjà remarqué en 1876 et qu'une thèse récente d'un élève de M. Guérin vient de mettre en relief, à savoir celui d'une cicatrisation très-régulière et d'une absence presque complète de rétraction inodulaire.

En terminant, nous rappellerons à ceux qui reprochent au pansement ouaté de ne pas permettre la surveillance des plaies, que nous possédons un criterium certain, le thermomètre, pour nous renseigner à la fois sur l'état local et l'état général du malade, et que les indices, fournis par cet instrument, joints aux phénomènes douloureux qui se produisent en cas de complications locales, permettront toujours d'enlever à temps l'appareil et de prendre les mesures nécessitées par l'état du malade.

18